CONTRIBUTION A L'ÉTUDE

DE LA

LIPOMATOSE DIFFUSE SYMÉTRIQUE

A PRÉDOMINANCE CERVICALE

PAR

Le Dr Léon-Camille QUÉRY

DE L'UNIVERSITÉ DE PARIS

PHARMACIEN DE 1re CLASSE DE L'ÉCOLE SUPÉRIEURE DE PARIS

PARIS

VIGOT FRÈRES, ÉDITEURS

23, PLACE DE L'ÉCOLE-DE-MÉDECINE, 23

1902

CONTRIBUTION A L'ÉTUDE

DE LA

LIPOMATOSE DIFFUSE SYMÉTRIQUE

A PRÉDOMINANCE CERVICALE

PAR

Le Dr Léon Camille QUÉRY

DE L'UNIVERSITÉ DE PARIS
PHARMACIEN DE 1re CLASSE DE L'ÉCOLE SUPÉRIEURE DE PARIS

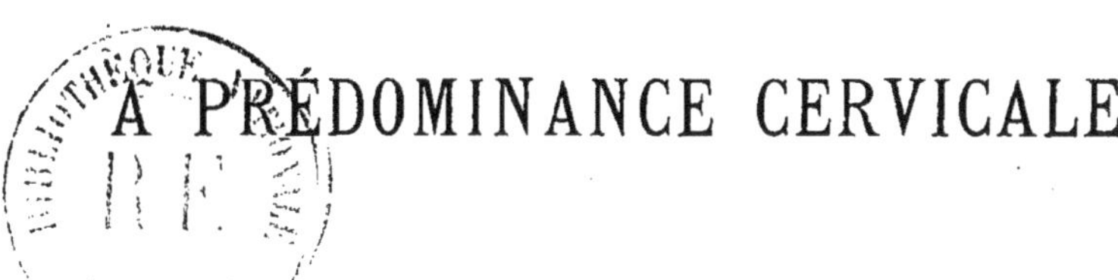

PARIS

VIGOT FRÈRES, ÉDITEURS

23, PLACE DE L'ÉCOLE-DE-MÉDECINE, 23

1902

A MA FEMME

Affectueux hommage.

A MA MÈRE

A MON MEILLEUR AMI

LE DOCTEUR P. FINET

Ex-interne des hôpitaux.

A MES MAITRES DANS LES HOPITAUX

A MES ANCIENS MAITRES

DU COLLÈGE DE FELLETIN

La reconnaissance, plus encore que la tradition, m'impose l'agréable devoir d'exprimer au début de ce travail, ma profonde gratitude à tous les maîtres et amis dont l'enseignement ou le concours m'ont été précieux dans l'accomplissement de mes études médicales.

Je me fais un devoir également d'adresser un souvenir tout particulier à M. le professeur Grancher qui a bien voulu me témoigner une affectueuse estime et des bontés que je n'oublierai jamais.

Je suis heureux de pouvoir remercier ici, avec non moins d'empressement et de satisfaction, M. le Professeur Quénu dont les leçons théoriques et pratiques m'ont fait aimer la chirurgie ; M. le Professeur Dieulafoy, dont les cours m'ont charmé autant qu'instruit, puis M. le Professeur Guyon dont il m'a été donné d'apprécier la haute bienveillance, et M. le Professeur agrégé Maygrier qui m'apprit l'art des accouchements.

Qu'il me soit permis de remercier aussi mon excel-

lent ami, Georges Piquand, interne distingué des Hôpitaux, dont le savoir n'a d'égal que la modestie, et qui
a mis à ma disposition les éléments de cette thèse.

Enfin j'adresse à M. le Professeur Tillaux qui a bien
voulu me faire l'honneur d'en accepter la présidence,
l'hommage de mon plus profond respect et de mon entier dévouement.

DÉFINITION

Nous donnerons le nom de lipomes symétriques à prédominance cervicale, à des tuméfactions lipomateuses diffuses, disposées symétriquement à la région cervicale, où elles se présentent sous forme de déformations caractéristiques, qui sont toujours semblables à elles-mêmes.

Ayant eu l'occasion d'observer à l'hôpital Laënnec, dans le service de M. le Professeur Reclus, un cas de lipomes symétriques de ce genre, il nous a paru intéressant d'étudier cette affection, en joignant à notre observation, le résultat de l'examen histologique de ces tumeurs.

OBSERVATION

X..., âgé de 30 ans, exerçant la profession de cuisinier, entre le 5 novembre 1901, à l'hôpital Laënnec, salle Malgaigne.

Il y a cinq ans environ, le malade s'est aperçu de la présence de petites tumeurs siégeant au niveau de la nuque et de la région sous-maxillaire. Ces tumeurs, complètement indolores, ont progressivement augmenté de volume. Au dire du malade, elles auraient complètement disparu (?) il y a un an puis elles ont reparu très rapidement.

Depuis cette époque, l'accroissement a été très rapide et le malade, inquiet de leur développement progressif, demande à en être débarrassé, bien qu'il n'en éprouve toujours aucune douleur.

Examen du malade.—A l'inspection, on constate tout d'abord l'existence de deux tumeurs ayant chacune le volume d'une pomme, et siégeant de chaque côté au niveau de la fossette rétro-mastoïdienne, en partie cachées par les cheveux. A la partie inférieure de la nuqne, on aperçoit deux autres tumeurs un peu moins volumineuses qne les précédentes, siégeant de chaque côté de la ligne médiane, au niveau de l'apophyse épineuse de la septième vertèbre cervicale.

Le cou du malade est très gros. On trouve en avant au niveau de la région sous-maxillaire, une sorte de demi-collier en forme de croissant, dont la concavité embrasse le menton, et dont la convexité atteint presque le niveau de l'os hyoïde.

A la région jugale, en regard de la boule graisseuse de Bichat, existe également à droite et à gauche, une tumeur lipo-mateuse du volume d'une noix.

Dans chaque fosse sus-claviculaire existe également un petit lipome.

Les régions mamclonnaires sont très développées.

La paroi abdominale est obèse, présentant une véritable tumeur lipomateuse médiane siégeant au-dessous de l'ombilic.

De chaque côté encore, on trouve des masses adipeuses à la face interne des bras, et à la face antéro-interne de la cuisse.

La palpation de ces tumeurs fournit des résultats assez différents. Les tumeurs des régions brachiale, crurale et hypogastrique présentent une consistance molle et pâteuse ne différant en rien de celle des lipomes ordinaires. Ces tumeurs sont d'ailleurs assez mal délimitées : à la périphérie elles semblent se continuer avec le tissu adipeux environnant qui est fortement hypertrophié. A leur niveau, la peau est fine, de coloration et d'aspect normaux, et complètement mobile.

Les tumeurs du cou et de la nuque présentent une consistance et un aspect notablement différents. Leur surface, au
lieu d'être lisse, est irrégulière et en quelque sorte lobulée ; la
circulation veineuse est exagérée à leur niveau : la palpation
dénote une consistance beaucoup plus ferme, surtout au niveau
des tumeurs de la nuque ; de plus cette consistance n'est pas
uniforme : molle en certains points; dure, presque ligneuse en
d'autres.

Par une palpation plus attentive et plus délicate, on arrive à
sentir des noyaux durs et résistants qui semblent noyés dans
l'atmosphère du tissu mou et pâteux.

L'examen des ganglions et des divers viscères ne fournit aucun résultat important.

Les ganglions de l'aisselle et du creux inguinal ne sont pas
hypertrophiés.

La rate semble normale.

Le foie est légèrement atrophié.

Les symptômes fonctionnels et généraux sont très peu pro-
noncés ; les tumeurs lipomateuses sont complètemeut indolores ; le malade se plaint uniquement d'une légère sensation
de gêne causée par le volume des tumeurs.

Il n'y a aucun trouble de la sensibilité.

L'intelligence est intacte ; toutefois le malade se plaint d'une
sorte de paresse cérébrale et de troubles de la mémoire.

L'examen des urines ne fournit rien de spécial.

L'examen du sang montre une légère augmentation du nombre des globules blancs. Le nombre des hématies est normal.

Il n'y a rien de particulier à signaler dans les antécédents du
malade, sinon un degré d'*alcoolisme* assez prononcé. Il boit, en
effet, tous les jours deux absinthes, trois à quatre verres d'eau-
de-vie et trois à quatre litres de vin. Toutefois, il ne présente
pas de signes d'éthylisme bien nets, à part un léger tremblement et quelques hallucinations.

En présence de ces symptômes, M. le professeur Reclus
porte le diagnostic de : *Lipomes multiples symétriques à prédo-*

minance cervicale, et décide d'enlever au malade les tumeurs de la nuque qui sont de beaucoup les plus gênantes.

Opération faite par M. Reclus :

Anesthésie locale à la cocaïne au moyen d'injections intra-dermiques circonscrivant la base de chaque tumeur, et anes-thésie des plans sous-jacents par une série d'injections pro-fondes.

Extirpation au bistouri faite sans incident, si ce n'est une hémorrhagie assez abondante, d'ailleurs facilement arrêtée.

Au bout de dix jours, enlèvement des fils, et réunion par première intention.

Examen histologique :

Les tumeurs enlevées sont examinées au laboratoire de M. le professeur Cornil par M. Renée Marie.

A la coupe macroscopique, on constate qu'elles sont formées par une masse de tissu adipeux de consistance molle, renfermant d'autres masses dures d'apparence fibreuse et richement vascularisées à leur périphérie.

L'examen microscopique montre que ces tumeurs sont uniquement constituées par du tissu adipeux, sans aucune trace de ganglions.

Les masses dures, perçues à la palpation et à l'examen macroscopique, sont formées par du tissu adipeux normal, mais très condensé, et renfermant une grande quantité de tissu fibreux.

HISTORIQUE

En 1704, c'est-à-dire il y a bien près de deux siècles, Littre donnait le nom de lipomes à des tumeurs que jusque-là on avait désignées sous le nom de stéatomes.

Depuis Littre, quantité de travaux ont été publiés sur les lipomes ; il suffit de citer les thèses de Jaume, (1828), Pautrier (1834), Affre (1839), Vivefoy (même année), Hébert (1849), etc., etc., pour se rendre compte que les lipomes étaient fréquemment observés, et que, si bien des points sont restés obscurs au point de vue de leur étiologie et de leur pathogénie, leur symptomatologie comme leur traitement étaient à peu près aussi bien étudiés que de nos jours. Mais il ne s'agissait jusque-là que des lipomes, ou uniques ou multiples, des lipomes vrais, circonscrits ou diffus, ou bien des lipomes congénitaux.

Ce n'est qu'en mars 1855 que pour la première fois Huguier présente à la Société de Chirurgie un homme porteur de productions lipomateuses *symétriques* siégeant à la nuque, au tronc et aux membres.

On trouve le deuxième cas rapporté dans la *Gazette*

des Hôpitaux de 1863 et observé dans le service de Foucher à l'Hôtel-Dieu.

En 1868, Darbez, dans sa thèse de doctorat, cite plusieurs observations de lipomes multiples dont il avait remarqué la disposition *symétrique*, et parmi ces observations, un cas de lipomes symétriques à prédominance cervicale.

La même année (1868), Vaerneck à Berlin rapporte, un cas semblable ; on en trouve un troisième publié dans *the Lancet* en 1873 par Holgmann, puis deux cas nouveaux rapportés par Lascarides à Strasbourg.

En 1891, Bucquoy en présenta une observation nouvelle à la Société Médicale des Hôpitaux. En 1892, A. Siredey communiqua à la même société un cas analogue.

Les thèses de Bouju (1892), de Marçais (1894), de Katzenellenbogen (la même année), en renferment des cas typiques.

A une date encore plus récente, il nous faut mentionner les observations de Targowlaw, Dartignolles, Lejars, Hallopeau et Jeanselme, et du Castel.

Citons encore les cas de Hayem et de Dalché publiés à la Société Médicale des Hôpitaux (en 1897.)

Dans la *Presse médicale* du 1er juin 1898, MM. Launois et Bensaude citent des observations contenues dans l'article de Gillette du *Dictionnaire Dechambre* dans la *Province médicale* (publication de Grégory) ainsi que celles dont nous parlons ci-dessus, et rapportent le cas qu'ils avaient présenté à la Société Médicale des Hôpitaux le 7 avril 1898. Ils proposent de donner désormais à l'affection dont nous nous occupons, le nom *d'adéno-lipomatose* symétrique à prédominance cervi-cale.

En mai 1898, MM. Jeanselme et Bufnoir citent un nouvel exemple de cette maladie.

Le 21 juin 1901, MM. Launois et Bensaude rapportent à la Société Médicale des Hôpitaux quatre nouveaux cas d'*adéno-lipomatose* cervicale dont un cas chez une femme et les trois autres chez des hommes.

Enfin le 30 novembre 1901 ,M. Labbé, dans la *Presse Médicale*, cite encore un cas de lipomatose cervicale d'origine tuberculeuse chez une jeune fille de dix-huit ans et insiste sur ce fait que l'observation qu'il rapporte « établit un rapport très net entre les *adénopathies* et la lipomatose. »

A l'Etranger, Benjamin Brodie, en 1846, décrit un cas qu'il avait observé. Mac Cormac (1884), Baker et Bowbly (1886) font sur les lipomes symétriques à pré-dominance cervicale, une étude importante.

Madelung, dans les *Archiv für Klin chirurgie* de 1888, étudie le « lipome diffus du cou », en décrit avec détail les symptômes, l'anatomie pathologique, l'étio-logie, et en discute le traitement.

Plus tard Ehrmann et Köttnitz détruisent l'entité morbide établie et discutée par Madelung, et attribuent la même étiologie, les mêmes symptômes, aux lipomes symétriques circonscrits ou diffus, et aux lipomes con-génitaux.

SYMPTOMATOLOGIE

Bien que le sujet de cette thèse soit consacré surtout à l'étude des lipomes symétriques à prédominance cervicale, il n'est pas sans intérêt de rappeler en quelques lignes l'aspect que présentent les individus atteints de diathèse lipomateuse, pour employer l'expression de Darbez.

Les masses lipomateuses peuvent être en nombre très variable. On a vu certains individus présenter plus de 2.000 lipomes déformant ainsi complètement toute la surface du corps, de même que certains autres n'en présentaient que quelques-uns, comme notre observation ajoutée à beaucoup d'autres, en donne la preuve.

Leur siège est variable ; mais on les rencontre par ordre de fréquence, d'abord au cou, à la nuque, puis au tronc et enfin aux membres. Ils peuvent se développer sur toute la surface du corps, et se localiser ou se généraliser, être circonscrits ou diffus, mais presque toujours mal limités, superficiels ou sous-aponévrotiques ; ils peuvent aussi émettre des prolongements.

D'après Broca (Traité des Tumeurs), tous les lipomes

multiples sont sous-cutanés, les lipomes uniques sont sous-aponévrotiques : et il en conclut qus la diathèse lipomateuse est limitée au *tissu conjonctif*.

Chouppe rapporte un cas de lipomes symétriques encéphaliques qui étaient placés de chaque côté de la ligne médiane, à la partie supérieure du corps calleux. (*Archiv. Phys.*, 1873).

Leur volume, primitivement minime, peut demeurer tel au point que les malades ne s'aperçoivent même pas de l'existence de ces tuméfactions lipomateuses, ou bien elles peuvent acquérir progressivement ou très rapidement des dimensions considérables. Souvent, dans ce dernier cas, deux tuméfactions primitivement symétriques, augmentant de volume, chacune pour son compte, ont pu arriver à se confondre pour n'en plus former qu'une seule située sur la ligne médiane.

Deux tumeurs lipomateuses, situées l'une au-dessus de l'autre peuvent se développer d'une façon tout à fait inégale, l'inférieure plus que la supérieure, et s'il s'agit de lipomes cervicaux, par exemple, donner au porteur de ces lipomes l'aspect si bien décrit par Hayem : « Le « volume du cou et de la tête allant progressivement « en décroissant de bas en haut, il en résulte que l'ex-« trémité céphalique, depuis les épaules jusqu'au som-« met du vertex, a la forme d'une pyramide tronquée « à base inférieure et à sommet supérieur. »

Les tuméfactions lipomateuses sont caractérisées par une sorte de gonflement molasse ordinairement mal limité et indolore à la pression. Le doigt appuyé fortement sur elles n'y produit pas de dépression en cupule.

Elles sont mobiles sous la peau qui les recouvre et sur le tissu sur lequel elles reposent, à moins qu'elles n'émettent des prolongements qui les fixent plus ou moins fortement aux plans sous-jacents. Elles se déplacent en masse.

Leur consistance peut varier suivant leur siège, suivant la tension à laquelle est soumise la couche cutanée qui les recouvre, et aussi suivant leur volume. Cette consistance peut donner dans certains cas la sensation d'une véritable fluctuation, comme dans les lipomes mous, ou bien présenter une sensation granuleuse, ou bien encore offrir une résistance plus ou moins élastique, comme cela a lieu par exemple dans les fibro-lipomes.

A la nuque, comme dans le cas qui nous occupe, ils ont en général une consistance ferme, presque dure, ou bien ils sont plus ou moins mous, mais présentent comme chez notre malade, des sortes de noyaux plus durs que l'ensemble de la masse lipomateuse.

La peau qui les recouvre a conservé sa coloration et son aspect normaux.

La forme des tuméfactions lipomateuses varie aussi suivant leur siège et surtout suivant leur volume et leur plus ou moins grande diffusion. A la nuque, elles sont en général ovoïdes dans le sens longitudinal, ou bien arrondies; à la région cervicale et notamment à la région sous-maxillaire, elles prennent la forme d'un croissant à concavité supérieure, embrassant le maxillaire inférieur comme une sorte de collier, et donnant à l'individu l'apparence d'un embonpoint anormal, surtout lorsque cet individu est plutôt un sujet maigre ; car les obèsès seuls n'ont pas le privilège de cette affection. Lorsque les lipomes siègent sur les extrémités, ils peuvent se pédiculiser s'ils parviennent à acquérir un poids considérable et devenir alors d'une gêne facile à concevoir.

Les symptômes fonctionnels sont d'une importance tout à fait relative, et proportionnelle surtout au siège et au volume de la tumeur. Lorsqu'il s'agit des lipomes cervicaux, le malade s'en préoccupe davantage, soit parce qu'ils sont plus apparents, soit parce qu'ils sont plus gênants, mais dans la grande majorité des cas, ils constituent bien plutôt une difformité qu'une maladie.

Même lorsqu'il s'agit de lipomes très volumineux, le malade conserve la faculté de mouvoir sa tête dans tous les sens, sans qu'il en résulte pour lui aucune sorte de douleur.

S'il s'agit de lipomes profonds ou sous-aponévrotiques, on peut observer des troubles de compression plus ou moins graves suivant le siège des tumeurs.

Des lipomes sous-maxillaires peuvent comprimer la trachée ou le tronc vasculo-nerveux qui l'accompagne, et il en résultera suivant les cas, des troubles du côté de l'appareil respiratoire ou du côté de l'appareil de la phonation. Parfois on a observé de la gêne de la déglutition, de la cyanose, et même des accès de suffocation. (Cas de Madelung, Bryk et Hayem.)

On peut dire que les symptômes généraux sont nuls. Dans plusieurs observations, on signale une sensation de fatigue générale, avec pâleur analogue à celle que présentent les leucémiques.

Mais il faut ajouter qu'à côté de ces cas, relativement peu nombreux étant donnée la grande quantité de lipomes observés, la plupart des porteurs de lipomes symétriques à prédominance cervicale, présentent au contraire toutes les apparences d'une parfaite santé, tel notre malade.

Ce dernier ne présentait non plus aucuns troubles de la sensibilité, ni de la motilité. D'autres, au contraire, ont montré un état d'irritabilité ou d'apathie anormales.

MM. Launois et Bensaude ont relevé dans plusieurs cas l'hypertrophie de la rate, et Müller l'accélération des battements du cœur.

MARCHE DE L'AFFECTION

Le début de l'affection est le plus habituellement insidieux et les individus ne découvrent que par hasard, qu'ils sont porteurs de petites tumeurs dont ils ne s'inquiètent pas parce qu'ils n'en souffrent pas ou parce que leurs tumeurs n'augmentent pas de volume de façon appréciable. Souvent c'est le médecin lui-même qui les découvre alors que le malade est venu le trouver pour une tout autre affection.

Les lipomes symétriques peuvent se développer tous ensemble ou par groupes : les groupes supérieurs se développant les premiers ou inversement.

Ils peuvent être d'abord très petits et rester stationnaires très longtemps, cinq ans comme chez notre malade, dix ans, quinze ans et même davantage : ou bien ils peuvent croître très rapidement et prendre en peu de mois des proportions considérables.

Ils peuvent présenter la grosseur d'une noisette, d'un œuf, d'une orange, comme chez notre malade, ou bien acquérir la dimension d'une tête d'adulte et même davantage. On signale des lipomes pesant 15 et 20 ki-los.

Deux lipomes symétriques peuvent avoir évolué simultanément à droite et à gauche de la ligne médiane et présenter ainsi le même volume. L'un d'eux au contraire peut continuer à se développer tandis que l'autre restera stationnaire.

En général, toutefois, leur accroissement est simultané, progressif et lent (1).

On a vu dans certains cas des lipomes, non seulement ne plus s'accroître, mais encore subir une sorte de régression, comme cela semble s'être produit chez notre malade qui est sur ce sujet très affirmatif, et parle même de leur disparition totale. Toutefois, lorsqu'il y a eu régression, on a noté ensuite un développement beaucoup plus rapide que lors de la première évolution des tumeurs. Ce fait s'est produit également chez notre malade.

Brodie et Backer disent avoir observé dans quelques cas la régression des lipomes (2).

Quénu n'admet pas la transformation des lipomes en tumeurs malignes.

Cornil et Ranvier ont pu observer quelquefois la transformation myxomateuse.

Mais on peut dire d'une façon générale que ce sont des tumeurs bénignes.

(1) Il faut cependant citer le cas du malade de M. Potain chez lequel les lipomes avaient évolué en une nuit, à la suite de douleurs rhumatismales.

(2) Bucquoy (Soc. méd. des hôp. 19 juin 1891) cite le cas d'un individu opéré par Küster et qui ayant abusé de l'alcool eut un catarrhe des voies digestives, à la suite duquel survint un amaigrissement qui mit un arrêt dans le développement de ses lipomes.

DIAGNOSTIC

Bien que le diagnostic des lipomes symétriques à prédominance cervicale soit facile, nous allons passer rapidement en revue les quelques affections avec lesquelles on pourrait les confondre.

Mentionnons d'abord l'obésité ; cette confusion n'aura plus sa raison d'être chez un sujet généralement dépourvu d'embonpoint ; chez un sujet obèse au contraire on remarquera que les masses observées sont plus diffuses, moins indépendantes les unes des autres, s'il ne s'agit pas de tumeurs lipomateuses, et d'autre part, on pourra trouver les signes habituels d'adipose viscérale ou périviscérale.

Les lipomes vrais multiples peuvent présenter l'apparence de la symétrie, mais ils sont plus circonscrits et encapsulés.

Les lipomes congénitaux apparaissent dans le jeune âge et non à partir de la vingtième année comme c'est le cas le plus habituel ; de plus ils n'aboutissent jamais à des déformations semblables à celles décrites pour les lipomes dont nous nous occupons.

L'abcès froid n'est pas ou est très rarement symétrique, de plus sa consistance est nettement fluctuante ; on peut faire refluer dans bien des cas son contenu vers un point différent de celui qu'il occupe ; le porteur d'abcès froid présente d'autres signes de tuberculose ; enfin la ponction exploratrice lèverait tous les doutes.

Le sarcome n'est pas non plus une tumeur se présentant sous la forme symétrique. Il est adhérent à la peau et aux tissus profonds. Sa consistance est plus ferme, plus élastique que celle du lipome. Il peut s'ulcérer tandis que le lipome ne s'ulcère jamais. Suivant son siège, le sarcome peut provoquer des douleurs plus ou moins violentes que ne donne jamais le lipome. Le sarcome entraîne avec lui une cachexie qui n'a rien de comparable à l'anémie du 2ᵉ degré que peut provoquer le lipome. L'examen microscopique de la tumeur ne permettrait pas l'hésitation.

Le kyste hydatique élit assez fréquemment domicile à la région de la nuque. Dans ce cas, on percevra une fluctuation nette avec la sensation du frémissement hydatique. La ponction, ici encore, permettra de retirer de la tumeur un liquide limpide dans lequel on pourra retrouver les crochets caractéristiques des hydatides. D'ailleurs, ici encore, nous n'observerons pas de tumeurs symétriques.

L'anévrysme de la région cervicale existant des deux côtés est rare ; on n'y pourrait songer, que si l'un des deux lipomes observés avait évolué progressivement, tandis que l'autre serait demeuré à la première période de son évolution. Dans ce cas on rechercherait les symptômes particuliers de l'anévrysme, battements, bruits de souffle, disparition à la pression, etc., signes qu'on ne rencontre jamais dans les lipomes. D'ailleurs il est assez rare que deux lipomes symétriques n'aient pas à peu près le même volume.

PRONOSTIC

En étudiant la symptomatologie et la marche de l'affection qui nous occupe, nous avons vu qu'elle consti-
tuait une gène, une difformité, plutôt qu'une maladie.

Nous avons vu encore que les tuméfactions lipoma-
ʇeuses pouvaient conserver durant nombre d'années leur
volume primitif, et souvent même passěr inaperçues de
ceux qui les portaient et qui les considéraient parfois
plutôt comme un excès d'embonpoint local que comme
des tumeurs véritables.

D'autre part elles sont indolores et de ce côté là du
moins, le moral des malades n'est guère affecté.

Nous avons vu, en étudiant la marche de cette affection, que Quénu n'admettait pas la transformation des
lipomes en tumeurs malignes. Nous avons dit que
Cornil et Ranvier avaient observé leur transformation
myxomateuse ; mais étant donnée la grande quantité
de lipomes observés, on n'a pas encore vu leur dégénérescence en tumeurs malignes et on doit, avec Quénu,
les classer parmi les tumeurs bénignes.

Les accidents qu'ils peuvent provoquer sont des accidents de compression, de gêne respiratoire ou autre, mais ce sont là des accidents indirects. (Voir symptomatologie.)

Jamais les lipomes ne s'ulcèrent d'eux-mêmes, et si l'on a pu dans quelques cas observer leur ulcération, c'est qu'ils avaient été soumis à des frottements répétés constituant un véritable traumatisme continu.

On a vu quelquefois la récidive (observ. de Pfestel-Mazoglu (*Presse méd.* 1900) ; mais la récidive est assez rare. Richet (*Gazette des Hôp.* 1879) concluait à l'ablation sans récidive ; d'après Bouju (Thèse de 1892), lorsqu'il y a récidive, la récidive ne se produit pas au même point précédemment occupé par la tumeur enlevée.

Il n'en est pas de même des cicatrices vicieuses que les lipomes opérés laissent souvent après eux. Ce sont des cicatrices chéloïdiennes, ordinairement plus difformes, plus gênantes que ne l'était la tumeur elle-même, et dont la perspective peut, dans quelques cas, retenir la main du chirurgien.

ANATOMIE PATHOLOGIQUE

Dans le lipome pur, nous trouvons trois éléments primitifs :

1º La cellule adipeuse.

2º Des faisceaux conjonctifs.

3º Des éléments vasculaires.

Lorsqu'il y a prédominance des cellules adipeuses, on a le lipome mou, le lipome vrai.

Lorsqu'il y a prédominance des faisceaux conjonctifs, on a le fibro-lipome.

Et enfin, si les éléments vasculaires sont en quantité importantes, on a le lipome télangiectasique.

Les lipomes peuvent se développer aux dépens du tissu graisseux sous-cutané ou même seulement aux dépens de quelques lobules dont les éléments peuvent ensuite se multiplier à l'infini.

Lorsque la tuméfaction lipomateuse a atteint un certain volume, elle s'encapsule et s'entoure d'une membrane mince, transparente, contenant seulement quelques vaisseaux ; mais plus elle grossit, plus les vaisseaux deviennent abondants, surtout les veines.

La face externe est en rapport avec le tissu cellulaire environnant qui a été refoulé et qui se trouve en quelque sorte condensé autour de la tumeur. La face interne de la capsule envoie dans la direction du centre de la tuméfaction des prolongements qui s'enchevêtrent, formant ainsi un réseau dans lequel sont logées les vésicules adipeuses.

Velpeau a dit que « les tumeurs à véritable texture « subissent à un certain degré l'influence des organes « avec lesquels elles sont en rapport, et se modifient de « manière à prendre peu à peu leur vie et leur struc- « ture. »

Au lieu de s'encapsuler, la tuméfaction lipomateuse peut au contraire s'étendre de plus en plus, se diffuser et on a alors les lipomes diffus.

La graisse des lipomes est d'aspect semblable à la graisse ordinaire sous-cutanée ; seulement elle est plus lobulée, à cause de la compression que les vésicules exercent les unes sur les autres, et de la pression que leur opposent les tissus voisins.

On peut observer au niveau de lipomes, des lésions nerveuses, vasculaires ou ganglionnaires. Nous n'y insisterons pas ici, réservant cette étude pour le chapitre de la pathogénie.

TRAITEMENT

Le traitement de la lipomatose peut être médical ou chirurgical.

Le traitement médical consiste dans l'emploi de l'iodure ou de l'arsenic à l'intérieur.

En traitement externe, on a employé l'iodure sous forme de pommade, les emplâtres de Vigo, de ciguë, voire même les caustiques.

Ces diverses thérapeutiques n'ont donné aucuns résultats satisfaisants.

Hayem, Schuchardt ont employé la thyroïdine, comme pour le traitement du myxœdème, et les résultats ont paru meilleurs.

Le vrai traitement des tumeurs lipomateuses est l'ablation soit sous le chloroforme, soit à l'aide de la cocaïne, procédé de beaucoup préférable. Nous ne saurions mieux faire que d'indiquer la technique opératoire employée par M. le professeur Reclus lors de l'opération du malade qui fait le sujet de notre observation. (Voir ci-dessus.)

A propos du traitement nous devons insister sur ce fait qu'une tumeur lipomateuse ne doit être enlevée que lorsqu'elle constitue vraiment une gêne ou lorsque, par sa situation, elle devient un danger, et ce à cause des cicatrices chéloïdiennes qui peuvent se produire à la suite de l'opération.

Nous devons mentionner aussi l'emploi de l'électricité. Dans la thèse de Darbey (1868) nous trouvons l'observation d'un malade (Obs. IX) du docteur Onimus traité avec succès par les courants électriques continus.

Il est évident que lorsque les lipomes se seront développés sur les terrains arthritiques ou tuberculeux, le traitement général de ces affections devra être institué.

ETIOLOGIE

C'est entre 25 et 50 ans, en général, que se montre l'affection qui nous occupe. On a cité un cas de lipomes symétriques cervicaux chez une jeune fille de 12 ans (cas de Holgmann) (in *the; Lancet*, 1873), un autre chez une jeune femme de 21 ans (Dartignolles, *Société médicale des Hôpitaux*, juillet 1891). Mais ce sont là des cas très rares.

Depuis l'observation de Mugnier, nous avons réuni 76 observations de lipomes symétriques à prédominance cervicale, en comptant l'observation qui est rapportée en détail au début de cette thèse. C'est donc une affection assez commune.

Si nous nous demandons quelles en sont les causes nous en trouvons de multiples, mais dont quelques-unes sont prédominantes. La statistique des observations contenues à la fin de ce travail, nous fournit un aperçu dont on peut retirer quelques conclusions, et nous verrons dans la grande majorité des cas, les lipomes symétriques se développer sur un terrain arthritique ou chez des alcooliques.

L'hérédité, pour Bouju, ne devrait pas être mise en cause. Cependant Stoll, cité par Katzenellenbogen, rapporte un cas dans lequel on pourrait incriminer l'hérédité. Il en est de même du cas de Sénac, bien qu'il s'agît ici de lipomes congénitaux.

Murchison cite également le cas d'une famille dans laquelle le père et les deux filles étaient porteurs de lipomes symétriques.

Pour Broca et Cruveilhier, il y aurait une diathèse lipomateuse ; c'est aussi la conclusion de Darbey (thèse de Paris, 1868), émettant l'opinion qu'il existe une diathèse lipomateuse hypertrophique, héréditaire comme l'est l'obésité. Cependant on peut objecter à l'assertion de Darbey, que les lipomes symétriques peuvent se rencontrer chez des sujets maigres.

Dans le xxxiii° volume, des *Médico. Chirur. Transactions*, Blizard. Curling publie deux cas de lipomes symétriques coïncidant avec un arrêt de développement du cerveau.

Khron (thèse de 1885), les rattache à la diathèse arthritique. En dehors de l'arthritisme et de l'alcoolisme, on a incriminé l'alimentation, les traumatismes ; on voit souvent les lipomes symétriques se développer en des points soumis à des pressions ou à des frottements répétés, chez les forts des halles, par exemple

Pour la plupart des auteurs allemands, le lipome est une obésité localisée, et pour eux aussi, l'alimentation et l'alcoolisme jouent le principal rôle dans son évolution.

On a observé des lipomes chez les tabétiques (Thèse Katzenellenbogen ; Madelung, (*Archiv. fur. Klin. Chirurg.*, 1888,) et Thèse Bouju, 1892, (Observation I), chez un paralytique général (observation Targowlaw, *Ann. méd. Psych.*, 1891), à la suite de douleurs sciatiques (Bucquoy, *Société médicale des Hôpitaux*, juin 1891), chez des syphilitiques, chez des albuminuriques, etc.

Citons encore la lipomatose survenue à la suite d'une contusion de la moelle (Buchterkirch et Bumke,) où à la suite d'une compression médullaire (Mathieu).

Enfin ajoutons que cette affection se développe avec une prédilection marquée dans le sexe masculin.

70 hommes pour 6 femmes, d'après nos observations.

PATHOGÉNIE

La pathogénie constitue l'un des points les plus intéressants de l'étude de l'affection. Elle a donné naissance à un grand nombre de théories fort dissemblables. L'accord est loin d'être fait entre les anatomo-pathologistes, au sujet de la nature de ces tumeurs, ainsi qu'en témoignent les nombreux mémoires publiés dans ces dernières années, de même que les fréquentes discussions auxquelles cette pathogénie a donné lieu à la Société médicale des Hôpitaux.

Pour Hunter, il y aurait formation de lipomes ou bien à la suite d'une production exagérée de la graisse par suite de vice de nutrition, ou bien à la suite d'un défaut d'excrétion de la graisse par la peau, consécutivement à des troubles de sécrétion.

Morgagni et Girard invoquent le relâchement de la peau et la perte de cohésion des vésicules adipeuses,

Leclerc (Thèse de Paris, 1883) attribue une importance capitale dans la pathogénie des lipomes, aux frottements, aux contusions, à la pression et cite à l'appui de cette opinion des observations de portefaix porteurs de lipomes en des points journellement soumis à la pression ou à des frottements.

Dans le *Traité de chirurgie* de Duplay et Reclus, nous lisons (page 434), les lignes suivantes écrites par Quénu : « Verneuil a noté la fréquence des lipomes de « la nuque chez les forts de la halle, celle du lipome « sacro-lombaire chez les porteurs de bandages. D'autre « part, il ne manque pas d'exemples de processus « inflammatoire, aboutissant à la formation de véri- « tables productions lipomateuses. Il est probable que « toutes ces causes ont pour intermédiaire la produc- « tion d'un tissu embryonnaire et une néoformation de « vaisseaux, et que cette espèce de vascularisation « transitoire devient un terrain favorable au même « titre qu'un nœvus au développement exagéré du tissu « adipeux. »

Citons encore Wirchow.(*Path. des Tumeurs*, t. ı) qui attribue les productions lipomateuses à l'irritation du tissu graisseux.

En 1885, Mathieu publie une observation de lipomes multiples, et attribue la pathogénie de cette affection à des troubles myélopathiques.

En 1889, Boucher, de Rouen (*France médicale* du 8 juin), discute l'origine trophique des lipomes.

Bucquoy, Desnos, Mathieu, Potain admettent une parenté entre les lipomes diffus et l'œdème sus-clavicu- laire ou pseudo-lipome de Verneuil pour qui l'œdème sus-claviculaire était une production exagérée diffuse de tissu cellulaire graisseux dans les mailles du tissu sous-cutané.

Grosch expliquait ainsi la production des lipomes :
« Les lipomes simples se développent sous l'influence
« des traumatismes, de troubles tropiques variés, de
« causes locales exerçant une action sur la sécrétion.
« Les lipomes multiples se développent sous l'influence
« de causes générales agissant sur le centre nerveux de
« la sécrétion, moelle allongée et portion dorsale de la
« moelle. »

Siredey dit : « La symétrie est contre l'origine ner-
« veuse, car si les lipomes étaient d'origine nerveuse,
« ils devraient n'être pas rigoureusement symétriques
« et répondre à la distribution des nerfs, comme cela
« a lieu pour le zona, l'amyotrophie ; or, ils ne sont pas
« distribués suivant le trajet des nerfs. On n'a jamais
« constaté de lipome sur le trajet isolé d'un nerf. »

Et Grosch ajoute que les « lipomes sont symétriques
« parce que les glandes le sont, que la symétrie est
« commandée par la symétrie de la lésion glandulaire
« et non par la symétrie de la lésion nerveuse. »

En dehors de cette théorie, *théorie nerveuse*, MM. Launois et Bensaude ont créé une théorie nouvelle, la *théorie ganglionnaire*. Nous allons la rapporter dans son
entier telle que ces auteurs l'ont exposée dans la *Presse
Médicale* du 1er juin 1898.

« La dernière hypothèse, celle que nous proposons,
« écrivent MM. Launois et Bensaude, consiste à consi-
« dérer l'affection comme ayant pour origine une *mala-
« die des glandes lymphatiques*.

« Le professeur Hayem (voir Observation XIV) consi-
« dérait son malade comme atteint d'une lymphadénie

« ganglionnaire à forme lipomateuse. Baker et Bowlby
« s'étaient déjà d'ailleurs, de leur côté, demandé si ces
« tumeurs ne sont pas plutôt de nature lymphadénoma-
« teuse que de nature graisseuse.

« Le siège de prédilection des tuméfactions au niveau
« des régions où existent normalement de nombreux
« ganglions lymphatiques, l'apparition souvent signalée
« de symptômes de tumeurs du médiastin plaident en
« faveur de cette opinion.

« On doit reconnaître néanmoins que les tumeurs
« peuvent siéger dans des régions (épaule, région sca-
« pulaire, colonne vertébrale, épigastre, pubis), où on
« ne décrit pas habituellement de ganglions lympha-
« tiques ; mais ceux-ci n'en existent pas moins. On
« trouve en effet, des ganglions lymphatiques sur la
« face externe du deltoïde, le long de la face interne du
« bras, au niveau du pli du coude (atlas de Sappey),
« sur les diverses régions du thorax (atlas de Cloquet).
« D'un autre côté, les anatomistes compétents que
« nous avons consultés nous ont signalé la présence
« de glandes lymphatiques à la paroi abdominale, à la
« racine de la verge, à la partie inférieure de la
« nuque, etc., et les descriptions récentes, Raymond
« Petit (Thèse 1897), montrent combien sont nombreux
« les groupes ganglionnaires non décrits dans les clas-
« siques. Nous savons aussi que l'adénopathie syphili-
« tique peut s'observer en des points où l'on ne décrit
« pas habituellemeut des ganglions normaux : au cuir
« chevelu, à la région claviculaire, au dos, près de
« l'omoplate, aux lombes, à la jambe. La pathologie a

« également fait connaître l'existence de ganglions
« lymphatiques en pleine joue (professeur Fournier,
« Poncet), entre les fibres du muscle pectoral (Audry),
« à la racine de la verge, au-devant de la symphyse
« pubienne (Rollet, Casteret, Molinié).

« Il est vrai que l'on pourrait s'étonner de la localisa-
« tion fréquente des lipomes au voisinage des ganglions
« non ordinairement décrits dans les classiques. Mais
« cette prédilection pour certains groupes ganglion-
« naires constitue encore une particularité de la patho-
« logie du système lymphatique, que l'on retrouve dans
« la syphilis, l'infection chancrelleuse et même dans
« les infections non spécifiques.

« Un argument important est fourni par la présence,
« au milieu des masses infiltrées, de ganglions plus ou
« moins volumineux et plus ou moins nombreux.

« Cette constatation a été faite soit par l'exploration
« clinique, soit au cours des opérations ; ainsi chez le
« malade de M. Hayem, opéré par M. Pierre Delbet, la
« tuméfaction de l'aine droite « était essentiellement
« composée de tissu graisseux renfermant de petits
« ganglions noirâtres. » De plus, dans les tumeurs dé-
« veloppées au niveau ou en dehors des sphères gan-
« glionnaires habituelles, on a pu sentir un noyau
« central dur.

« On a vu les tuméfactions lipomateuses coïncider
« avec un état éléphantiasique de la peau, avec des
« varices lymphatiques, des lymphangites, une hyper-
« trophie de la rate, une leucocytose légère et une

« diminution notable des globules blancs de la première
« variété de M. Hayem (petits mononucléaires).

« Cette dernière altération survenant en même temps
« qu'une atrophie du parenchyme des glandes lympha-
« tiques, mérite d'être opposée à l'augmentation des
« petits globules blancs mononucléaires, que l'on ren-
« contre dans la leucémie ganglionnaire, et qui apparaît
« comme une conséquence de l'hyperplasie du tissu
« lymphoïde. Reinert a fait une semblable constatation
« dans la tuberculose ganglionnaire : cette diminution,
« écrit-il, s'explique aisément par la destruction de la
« substance glandulaire, qui devient ainsi incapable de
« produire des leucocytes.

« D'autres faits viennent confirmer l'hypothèse d'une
« affection des ganglions et vaisseaux lymphatiques :

« 1° L'infiltration graisseuse gagne la profondeur,
« en suivant le trajet des vaisseaux lymphatiques ;

« 2° L'existence en certains points limités des tumé-
« factions d'une sorte de capsule (cas de Steinkopff),
« semble indiquer qu'à ce niveau l'enveloppe des gan-
« glions n'a pas encore subi la dégénérescence grais-
« seuse ;

« 3° L'aptitude que présentent parfois les tuméfac-
« tions à croître ou à décroître avec une étonnante
« rapidité, ne peut guère s'expliquer que par une con-
« nexion intime avec le système circulatoire ;

« 4° Lorsque l'adéno-lipomatose est localisée aux
« sphères ganglionnaires habituelles (aine, aisselle), la
« ressemblance avec l'adéno-lymphocèle peut être telle
« que le diagnostic différentiel entre les deux affections

« serait impossible sans l'existence d'autres masses
« lipomateuses sur le reste du corps ;

« 5° Enfin, bien que la relation de l'autopsie du cas
« de Darbey soit obscure, on ne peut pas ne pas être
« frappé de l'existence d'une infiltration cancéreuse(?)
« généralisée des ganglions sous-maxillaires, axillaires,
« mésentériques et bronchiques.

« Faut-il admettre, comme processus dans la néofor-
« mation, une dégénérescence primitive et totale des
« glandes lymphatiques et assimiler les tuméfactions aux
« *pseudo lipomes des ganglions* signalés par Weber ?
« Faut-il, au contraire, invoquer l'existence d'une adé-
« nite primitive avec périadénite graisseuse secon-
« daire, suivant le mécanisme mis en évidence déjà
« depuis longtemps par Wirchow et comparer les pro-
« ductions lipomateuses péri-ganglionnaires à celles
« qui se produisent autour de certains lymphangiomes
« (Lannelongue et Achard) ou dans les périnéphrites
« graisseuses ?

« Voilà des points que seules les recherches anatomo-
« pathologiques ultérieures pourront éclaircir.

« En attendant, la *théorie ganglionnaire* s'applique
« beaucoup mieux que la théorie nerveuse à tous les
« faits que nous avons réunis ; elle permet de com-
« prendre la localisation des tumeurs lipomateuses,
« leur symétrie, et enfin leur fréquence, sinon leur
« constance au niveau du cou et de la nuque, régions
« si riches en ganglions et en réseaux lymphati-
« ques.

« Nous croyons donc qu'il s'agit primitivement, ainsi

« que le supposait le professeur Hayem, d'une mala-
« die du système lymphatique (ganglions et vaisseaux),
« mais que cette affection est absolument distincte de
« la lymphadénie, ainsi que le montrent l'anatomie
« pathologique, l'étiologie et surtout l'évolution cli-
« nique.

« Pour nous les productions lipomateuses ont pour
« point de départ un processus général, ayant beau-
« coup de points de ressemblance avec celui de l'adéno-
« lymphocèle.

« Mais si nous croyons que l'affection est d'origine
« lymphatique, nous ne prétendons pas cependant expli-
« quer le processus primitif de la lésion ganglionnaire.
« La cause intime de l'affection nous échappe. Si, dans
« un cas, M. Delbet a constaté la présence du microbe
« qu'il a décrit dans le lymphadénome, nous croyons
« que, pour admettre l'origine microbienne de l'affec-
« tion, il faut attendre le résultat de recherches ulté-
« rieures. Dans quelques cas on a recherché si le sang
« ne contenait pas de filaires ; nos investigations, à ce
« point de vue, sont restées négatives. »

Nous nous trouvons donc, d'après les travaux actuels,
en présence de deux grandes théories pathogéniques
expliquant le développement des lipomes symétriques :

1º *La théorie nerveuse* ;

2º *La théorie ganglionnaire.*

THÉORIE NERVEUSE

La théorie nerveuse se fonde surtout sur les points suivants : 1º La disposition symétrique des tumeurs et l'analogie qu'elles présentent avec le zona, les gangrènes, les œdèmes symétriques ; 2º l'existence de troubles nerveux chez un certain nombre de sujets ; 3º sur un certain nombre d'observations qui montrent bien les rapports entre les lipomes et les affections du système nerveux : ainsi, dans un cas publié par Bumke, un ouvrier fait une chute à la suite de laquelle surviennent de la parésie et de la diminution de sensibilité des membres inférieurs ; quelques jours après, il se développait des lipomes symétriques des régions iliaque et lombaire. D'autre part, le Prof. Popoff a constaté à l'autopsie, dans un cas de lipomes symétriques multiples, une épaisseur anormale des nerfs optiques et de tous les nerfs périphériques, un développement exagéré du réseau myélinique de la substance grise, et l'épaississement de l'enveloppe pie-mérienne des nerfs.

A ces arguments les partisans de la théorie ganglionnaire opposent un certain nombre d'objections :

1º Tous les auteurs font remarquer que les troubles nerveux concomitants sont loin d'être constants ; et de fait, au cours des observations que nous rapportons ci-après nous ne voyons de troubles nerveux bien nets indiqués que dans quatre cas sur 76.

2º Plettner dit : « Si la cause est nerveuse, pourquoi

n'observe-t-on pas de récidive ? » A quoi d'ailleurs Grosch répond « que la cause qui a produit la lipomatose peut ne plus exister. »

THÉORIE GANGLIONNAIRE

Quant à la théorie ganglionnaire, ses partisans se fondent sur les raisons suivantes : « 1° Apparition de la tumeur en des régions où siègent habituellement des ganglions ; 2° coïncidence habituelle d'altération des ganglions lymphatiques et de la rate ; 3° fréquence des modifications du sang (leucocytose et diminution des petits globules blancs mononucléaires), modification qui plaident en faveur d'une altération des ganglions lymphatiques ; 4° l'observation clinique montre dans la plupart des cas des tumeurs de consistance inégale avec des masses dures noyées au milieu du tissu adipeux mou et pâteux. Telles sont les observations III, XIV, XVI, XXVI.

Ces diverses raisons ont évidemment une valeur indiscutable. Toutefois elles ne nous semblent pas s'appliquer à un grand nombre des cas signalés. En effet, 1° si les tumeurs lipomateuses se développent fréquemment en des endroits riches en ganglions, on les rencontre encore d'une façon presque constante dans des régions dépourvues de glanglions, tout au moins à l'état normal (épaule, épigastre, pubis et surtout nuque). Sans doute on a signalé dans ces diverses régions, en particulier au niveau de la nuque des ganglions anormaux, mais le fait est exceptionnel, et il paraît tout au

moins singulier de voir des tumeurs d'origine lymphatique se développer de préférence dans des régions où
précisément des ganglions lymphatiques font normalement défaut ; 2° l'hypertrophie et l'inflammation des
ganglions lymphatiques coïncident souvent avec la lipomatose symétrique diffuse ; mais outre que ce fait
n'est pas une preuve absolue de la nature ganglionnaire des lipomes cervicaux, il est loin d'être cons-
tant.

En effet sur les 76 observations que nous rapportons,
nous n'avons trouvé d'altérations ganglionnaires signa-
lées que dans trois cas.

Dans un grand nombre d'observations, et notamment
dans l'observation inédite que nous rapportons ci-
dessus, il n'y avait aucune adénopathie. Dans presque
toutes celles où l'on a signalé de l'adénopathie ganglionnaire, il y avait en même temps d'autres lésions
pouvant expliquer cette adénopathie.

3° Nous en dirons autant des altérations sanguines
qui, d'une part, ne sont pas constantes, et d'autre part,
sont le plus souvent sous la dépendance d'affections con-
comitantes.

4° L'argument tiré de la présence de masses ganglionnaires indurées au milieu du tissu graisseux est
évidemment beaucoup plus sérieux ; mais il ne nous
paraît pas avoir non plus une valeur indiscutable. En
effet, il ne suffit pas de constater la présence de masses
dures dans un tissu mou et pâteux pour en conclure
qu'il y a là des masses ganglionnaires noyées dans de
la graisse. Dans les cas de MM. Launois et Bensaude il

n'y a pas eu d'opération chirurgicale et par suite pas d'examen histologique. Dans le cas récent de M. Labbé, il n'y a pas eu non plus d'examen histologique. Au contraire, dans un cas de Marçais (Thèse Paris, 1895, obs. XIV) et dans les deux cas de Nélaton publiés par Pfestel-Mazoglu, l'examen histologique n'a pu déceler même trace de ganglions. Il en a été de même dans le cas que nous rapportons ci-dessus. A cela les partisans de l'origine ganglionnaire répondent que les ganglions peuvent disparaître, étouffés par la prolifération du tissu graisseux environnant. Le fait est indiscutable ; mais si l'examen histologique négatif n'est pas une preuve absolue contre la nature ganglionnaire de la tumeur, il est encore bien moins une preuve en sa faveur. Il semble donc qu'il y ait tout au moins probabilité en faveur de l'absence de ganglions.

Nous voyons en somme que les théories nerveuse et ganglionnaire ne sont pas complètement satisfaisantes. Toutefois, la dernière théorie, en dépit des arguments que nous venons d'énumérer contre elle, semble rallier la majorité des anatomo-pathologistes. Il paraît en effet certain que dans nombre de cas l'inflammation ganglionnaire détermine une prolifération du tissu graisseux périphérique. Nous croyons donc qu'il y a des adénolipomatoses cervicales : mais ce qu'il nous est impossible d'admettre, c'est que toutes les observations publiées sous le nom d'adénolipomatoses soient sous la dépendance d'une altération ganglionnaire primitive.

A notre avis, au niveau de la région cervicale, on rencontre deux sortes de tumeurs graisseuses :

1º Des adénolipomatoses bien décrites par MM. Launois et Bensaude, siégeant de préférence au niveau de la région sous-maxillaire. Ces tumeurs paraissent être, dans la plupart des cas, sous la dépendance d'une adénite tuberculeuse, ainsi que l'admet M. Labbé.

2º Mais à côté de ces adéno-lipomes, et dans un nombre beaucoup plus fréquent de cas, on trouve, au niveau de la région cervicale, des lipomes symétriques multiples, siégeant de préférence au niveau de la nuque et de la région rétro-mastoïdienne, et dont le développement nous paraît complètement indépendant de toute altération ganglionnaire.

Quelle est la pathogénie qui préside au développement de ces tumeurs ? Nous ne saurions le dire d'une façon certaine ; mais la théorie nerveuse nous paraît être la plus satisfaisante. Toutefois il nous semble intéressant de faire remarquer le rôle considérable que paraît jouer l'*alcoolisme* dans les antécédents des malades.

Sur les 76 observations recueillies, nous avons trouvé des symptômes *très nets d'alcoolisme* signalés dans 33 cas.

Quelle est exactement la valeur pathogénique de l'alcoolisme ? nous ne pourrions la préciser d'une façon absolue ; toutefois nous pensons qu'il y a lieu de tenir de ce facteur un compte important. Ainsi d'ailleurs que nous le montre l'examen histologique, publié dans la thèse de Marçais (Obs. XIV), l'alcoolisme agirait peut-être en déterminant des lésions vasculaires artérites, phlébites, etc., qui, suivant les idées exposées par Quénu, pourraient expliquer le développement des lipomes aussi bien que leur distribution symétrique. Sans avoir la prétention de vouloir créer une nouvelle théorie, il nous a paru intéressant d'attirer l'attention sur ce point de la pathogénie des lipomes symétriques.

OBSERVATIONS

Nous avons pu réunir ci-dessous 76 observations tant françaises qu'étrangères, de lipomes multiples symétriques à prédominance cervicale. Pour chacune d'elles, toutes les fois que l'indication a été fournie, nous avons relevé l'examen histologique, les troubles nerveux ou les troubles du sang que pouvaient présenter les malades, les lésions de la rate ou du foie, l'hypertrophie ganglionnaire, les symptômes d'alcoolisme, de tuberculose, de syphilis, et enfin nous avons noté les cas dans lesquels la palpation des tumeurs permettait de percevoir des masses dures au sein du tissu adipeux.

OBSERVATION I

(Obs. d'Huguier, *Soc. de Chirurgie*, 7 mars 1855.)

Homme âgé de 56 ans, ayant toujours joui d'une santé parfaite. Père mort à 87 ans ; mère morte à 67 ans d'hémorragies utérines répétées. Deux sœurs bien portantes. Jamais de tumeurs lipomateuses dans la famille.

Présente 43 lipomes, 40 pairs, 3 impairs. Ils se seraient développés à la suite d'une chute.

OBSERVATION II

(Obs. par Foucher à l'Hôtel-Dieu. *Gaz. Hôp.*, 1863, p. 485.)

Homme de 38 ans, garçon de restaurant. Rien dans les antécédents héréditaires ni personnels, ni scrofule, ni syphilis ; jamais de maladie aiguë. Peut-être *alcoolique* à raison même de sa profession.

OBSERVATION III

Boucher de Rouen (*France Médicale* du 8 juin 1889).
(Communication à la Société clinique de Paris).

Femme de 55 ans ayant toujours joui jusqu'en 1887 d'une santé exceptionnelle.

Parents et grands-parents morts tous à un âge très avancé, sans tare morbide, sauf la mère qui aurait eu une *sciatique goutteuse*. Au moment de la ménopause, violentes congestions de la face ; le caractère de la malade devient irascible. Un matin, en procédant à sa toilette, elle remarque deux grosseurs survenues de chaque côté du cou, et ayant chacune la grosseur d'un œuf de pigeon. « A leur niveau et profondément, on « éprouve comme la sensation d'un corps élastique, sans aller « cependant jusqu'à la résistance d'un ganglion. »
Pression non douloureuse.
Urines normales.
En 1887 deux nouvelles tumeurs symétriques du volume d'une petite amande à la face dorsale de la main. Vers la fin de cette même année deux autres tumeurs symétriques en arrière de la malléole externe. En 1888, deux autres tumeurs se prononçaient de plus en plus dans le pli du jarret. En décembre, à la suite

de quelques douleurs articulaires vagues, quelques craquements pouvaient se percevoir dans les deux genoux.

« Le rhumatisme chronique évoluait de plus en plus. »

Intelligence conservée, mais toujours accès de colère.

Aucun trouble de la sensibilité, le réflexe tendineux serait peut-être un peu exagéré. État de paresse vaso-motrice persistant.

Systèmes digestifs et respiratoires intacts.

Rien du côté des organes des sens, sauf de légères obnubilations visuelles coïncidant avec les congestions passagères auxquelles la malade est sujette.

OBSERVATION IV

(Bucquoy, *Soc. Méd. Hop.* 17 juin 1891.)

Homme de 51 ans, arthritique, présentant une sciatique intense de la jambe gauche, des douleurs lombaires, de l'eczéma aux jambes, des varices ; mais robuste, bien portant ordinairement, n'ayant pas de tendance à l'obésité.

Syphilis à 18 ans. Pas de tumeur lipomateuse sur le membre siège de la sciatique.

OBSERVATION V

(Targowlaw. *Ann. méd. psych.*, avril 1891.)

Homme de 42 ans, atteint de *paralysie générale.* Père *alcoolique*, lipomes nombreux au cou, à la face, au tronc.

OBSERVATION VI

(Dartignolles, *Soc. méd. Hôp.*, 10 juillet 1891.)

Femme de 21 ans. Père névropathe et dyspeptique ; mère nerveuse et d'un caractère excentrique. Comme antécédents

personnels, à 4 ans dermatose ; à la puberté, chlorose. A
18 ans, douleurs fréquentes de tête, essoufflement, faiblesse
puis douleurs dans les membres. Sciatique droite ; troubles
vésicaux ; mictions fréquentes, douloureuses ; urines décolorées,
mais absence d'éléments pathologiques ; affaiblissement général qui va jusqu'à provoquer la chute de la malade. Apparaissent 9 tumeurs lipomateuses au cou et à la face, à la région
lombo-sacrée, à l'ombilic et à la région interne des cuisses. Les
règles ont cessé à l'apparition des tumeurs. Leucorrhée légère.
Altération de la peau qui est devenue sèche, squameuse, de coloration lie de vin provoquée par la stase des vaisseaux sous-
cutanés. Circulation générale mauvaise. Rien au cœur dont les
battements sont faibles, comme le pouls. Appétit régulier,
digestions bonnes, sauf constipation.

L'examen des urines montre un excès d'acide urique, comme
chez les goutteux, un peu d'oxalate de chaux. D. 1031. R. : très
acide. Un peu de phosphaturie.

« En résumé, 1º antécédents névropathiques héréditaires, et
« manifestations personnelles arthritiques ; 2º Troubles trophi-
« ques de la peau avec lipomes multiples symétriques ; 3º Coïn-
« cidence de migraines, douleurs rhumatoïdes, et troubles cir-
« culatoires sans lésions viscérales manifestes. »

Observation VII
(Bouju, *Thèse*, Paris, 1852. Obs. I.)

Homme de 52 ans. Père mort à 42 ans d'une pneumonie. Il
était *absinthique*. Mère morte à 40 ans probablement de rhumatisme cardiaque. Trois frères dont deux bien portants et dont le
troisième s'est suicidé. Comme antécédents personnels, vers
20 à 25 ans sujet à de fortes migraines durant plusieurs heures.
Vers cet âge il devient chauve. A 22 ans blennorragie ; pas de
syphilis.

A 32 ans cécité presque complète avec ptosis surtout à droite. Soignée et guérie par Panas. Conserve seulement un peu d'amaurose.

Se promenant un jour dans la rue, il sent ses jambes fléchir et tombe sans perdre connaissance. Après des soins de quelques jours, il peut marcher de nouveau.

A trois ans de là, il sent ses jambes fléchir peu à peu, et est obligé pour marcher de s'aider d'un bâton. *Il fait des excès de boissons.*

Douleurs fulgurantes surtout à gauche, la nuit parfois dou-leurs lombaires.

Inégalité pupillaire. Ptosis à droite. Pas de rétrécissement du champ visuel. Réflexes rotuliens abolis. Pas d'incoordi-nation des mouvements, pas de troubles de la sensibilité géné-rale.

Sur toute la région antérieure du thorax, réseau veineux superficiel développé.

31 tumeurs visibles.

OBSERVATION VIII

(Catrin, *Soc. méd. Hôp.*, 1892.)

Femme observée à Lyon dans le service de Bouveru.
L'examen histologique montre la structure du lipome.

OBSERVATION IX

(A. Sirodey. *Soc. méd. des Hôp.*, 24 juin 1892.)

Homme de 48 ans dont le père était rhumatisant. Lui-même est très robuste. A eu la variole à 4 ans, la fièvre typhoïde à 12 ans. Au cours de son enfance. épistaxis nombreuses et répé-tées. A 15 ans, douleurs dans les membres, mais sans être obligé de s'aliter. A 28 ans fluxion de poitrine, à 31 ans, influenza. Il présente actuellement une arthrite subaiguë du genou et de l'articulation tibio-tarsienne ; la médio-tarsienne est douloureuse. Pied-plat valgus des deux côtés. Œdème peu prononcé des deux membres inférieurs. Purpura. Veines variqueuses.

Foie normal. Urines normales. Aortite chronique.

Au niveau des tumeurs, la peau est plus sillonnée de veines qu'à l'état normal. Rien du côté de la sensibilité ni de la motilité.

Les tumeurs ont débuté il y a 17 ans.

OBSERVATION X

(Hallopeau et Jeanselme. Soc. derm. et syph.,
16 février 1893, p. 105.)

Homme de 48 ans. Pas d'antécédents arthritiques ou neuropathiques.

Eut une pneumonie qui dura 3 semaines ; puis à la suite une jaunisse qui dura dix jours. Pendant qu'il était alité, une tuméfaction apparut à la base du cou, au-dessus du sternum. Quelques jours plus tard, deux saillies analogues apparaissent à la partie inférieure et externe du thorax. Léger degré de cyanose, aucun trouble cardiaque.

Nous relevons dans cette observation : « le développement « rapide de lipomes multiples et volumineux dans le cours « d'une maladie aiguë, leur disposition symétrique dans les « régions parotidienne, sous-maxillaire, thyroïdienne et sous-« mammaire, et enfin les grandes ressemblances qu'ils ont « offertes au point de vue clinique avec des néoplasies thyroï-« diennes et parotidiennes. »

Observation XI

(Marçais. *Thèse*, Paris, 1895, obs. xiii.)

Homme de 40 ans ne présentant rien de particulier ni dans ses antécédents héréditaires ni dans ses antécédents personnels. Il n'a aucun trouble de la santé générale. Il est porteur de sept lipomes siégeant à la nuque, dans l'aine gauche, au niveau de la symphyse pubienne, de la région lombaire et sous l'aisselle gauche.

Observation XII

(Marçais, *Thèse*. Paris, 1895, obs. xiv)

Homme de 45 ans, obèse. Ne présente aucun trouble fonc-tionnel ; a bon appétit, robuste, bien constitué. Antécédents héréditaires nuls

Cette observation présente pour nous un intérêt considérable en raison de l'examen histologique de l'une des tumeurs, qui l'accompagne, et que nous reproduisons dans ses parties les plus essentielles.

« L'examen histologique de la pièce à examiner nous montre
« deux parties : l'une formée par du tissu graisseux pur cor-
« respondant à la zone supérieure de la tumeur ; la deuxième
« par la zone d'envahissement dans les masses musculaires de
« la nuque.

« La première partie présente les caractères ordinaires des
« lipomes sous cutanés ; formée à la coupe d'un tissu mollasse
« de coloration légèrement jaunâtre présentant une lobulation
« assez nette par places. La deuxième partie comprend à la
« fois le tissu lipomateux et le tissu musculaire enlevés dans
« une étendue assez grande de la tumeur. Il est facile de voir à
« l'œil nu une dissociation des faisceaux tertiaires et secon-
« daires qui tranchent par leur coloration rouge sur la teinte

« pâle des traînées lipomateuses. La consistance, la coloration,
« l'élasticité du muscle ne paraissent pas modifiées par la pré-
« sence de l'envahissement de la tumeur. La partie purement
« constituée par du tissu adipeux avait identiquement la même
« structure que les traînées infiltrant les muscles de la
« nuque.

« Un fait important à constater, c'est que la graisse est *péri-*
« *vasculaire, et que, partout où elle existe, existent des vais-*
« *seaux.*

« En aucun endroit nous n'avons trouvé de dégénérescence
« très marquée du tissu musculaire. La fibre musculaire con
« serve son aspect strié : mais ce qui frappe surtout, c'est la pro-
« lifération de ses noyaux qui sont en outre plus volumineux
« qu'à l'état normal.

« Si nous n'avons pu rencontrer des lésions bien nettes des
« filets nerveux, nous avons au moins constaté que les vais-
« seaux nourriciers des muscles présentaient des lésions carac-
« térisées. Les vaisseaux sont atteints à la fois dans leur endo-
« thélium, qui prolifère et végète, dans leur lumière et dans
« leur paroi externe épaissie et infiltrée de cellules de néofor-
« mation. Il y a donc endo et périartérite et endo et périphlébite.
« Ces lésions sont surtout marquées sur les petits rameaux vas-
« culaires, les troncs moyens paraissant plutôt indemnes. Les
« capillaires eux-mêmes, sont atteints, non seulement au mi-
« lieu du lipome, mais aussi au centre même des fibres muscu-
« laires. Quant aux nerfs, il ne nous a pas été donné de ren-
« contrer des lésions bien caractérisées.

OBSERVATION XIII

(Du Castel. *Soc. derm. et syph.*, 1896).

Homme de 66 ans, dont le père et le frère sont rhumati-
sants.

Dans son enfance, fracture du pérone gauche ; à 13 ans hydropisie ; à 26 ans, crise violente de rhumatisme articulaire aigu. Il y a six ans, ulcère variqueux étendu à la jambe droite et cicatrice pigmentaire avec infiltration des téguments. Pas de lipomatose viscérale. Etat général excellent. Foie petit : cœur normal ; pas de varices. Pendant longtemps ce malade a ressenti une douleur très accusée à la face externe de la cuisse droite sans localisation nette sur un trajet nerveux.

Observation XIV

(Hayem, *Soc. méd. des hôp.*, 5 mars 1897.)

Lymphadénie aleucémique avec lipomatose périganglionnaire.

Homme de 38 ans chez lequel « une palpation attentive per-
« met de reconnaître en certains points de petites masses
« arrondies et fermes nettement séparées les unes des autres
« et roulant sous les doigts : ce sont des ganglions lympha-
« tiques hypertrophiés, noyés dans une énorme masse de tissu
« adipeux. Ils sont très nets à la nuque et faciles à reconnaître
« dans les aines l'aisselle droite, l'aisselle gauche. Là, non seu-
« lement on sent des ganglions hypertrophiés, mais encore des
« sortes de cordons indurés qui semblent les réunir entre
« eux. »

Ni le foie ni la rate ne sont augmentés de volume.

Rien du côté du cœur, ni du côté du système nerveux, ni du côté de l'appareil digestif.

Sang : Augmentation des globules rouges attribuée à la cyanose.

Leucocytose légère et qui n'est même pas constante.

Urines : Elimination exagérée des chlorures, et très faible de l'urée.

Pas de tares héréditaires ; rien de semblable à des tumeurs lipomateuses dans la famille.

Le malade lui-même a toujours été un peu obèse, et à part la rougeole, la scarlatine et la fièvre typhoïde, il a toujours été bien portant.

Il y a cinq ans, il a eu les oreillons (diagnostic médical). La tuméfaction de droite a complètement disparu : mais celle de gauche a persisté en partie, et c'est le début apparent de la maladie actuelle, qui s'est ensuite étendue peu à peu.

« Ce qui frappe, c'est la localisation exclusive des tumeurs « aux régions pourvues normalement de ganglions lympha- « tiques. On est donc en présence d'une maladie caractérisée « essentiellement par des tumeurs à siège ganglionnaire sans « leucocythémie, sans hypertrophie du foie et de la rate, ou « autres altérations viscérales. Ces tumeurs sont toutes lipo- « mateuses, mais quelques-unes contiennent manifestement « des ganglions hypertrophiés. Aussi peut-on admettre qu'il « s'agit d'un *lymphadénome ganglionnaire*, variété aleucé- « mique de M. Gilbert, à *forme lipomateuse*. »

Examen de la tumeur par M. Delbet : Elle est essentiellement composée de tissu graisseux renfermant de petits ganglions noirâtres.

Examen bactériologique : Culture pure d'un microbe analogue au staphylocoque.

Le traitement par l'iodure et l'arsenic n'a produit aucune amélioration. Il n'en a pas été de même par l'emploi des capsules de thyroïdine.

OBSERVATION XV

(Dalché, *Soc. méd. des hôp.*, 15 oct. 1897.)

Homme de 49 ans qui n'offre rien de spécial dans les antécédents héréditaires. A l'âge de 3 ans, hémorragies nasales, buccales et autres. Pas de syphilis, mais c'était un *buveur*.

A toujours été triste, mélancolique. Il vient à la Pitié en 1897 parce qu'il sent ses forces diminuer en général. Au niveau des mains, on remarque une rétraction de l'aponévrose palmaire ; les réflexes rotuliens sont conservés, peut-être même exagérés un peu des deux côtés. La sensibilité au tact, à la chaleur, à la douleur reste normale, un peu de myosis ; intelligence bornée. Malade apathique, craintif, absorbé ; il a peur, pleure, cherche l'isolement, et répond avec hésitation comme pour rassembler ses souvenirs. Pas de tremblement des lèvres ni de la langue.

Pas de noyaux durs ni de ganglions dans l'épaisseur des lipomes. Foie et rate normaux. Rien au cœur. Urines normales. Pas de leucocythémie.

Existence de tumeurs au pli du coude et à la région antérieure de l'abdomen, régions ne contenant pas normalement de ganglions.

OBSERVATION XVI

(MM. Launois et Bensaude. *Soc. méd. Hôp.*, 1er avril 1898.)

Homme de 32 ans porteur de tumeurs lipomateuses symétriques au cou, à la nuque et au creux inguinal. Ces tumeurs avaient un volume peu considérable par le fait qu'elles se trouvaient à la première période de leur évolution. En même temps, on pouvait constater « sur les bords et au milieu même « des amas graisseux, l'existence de masses ganglionnaires « perceptibles au palper. Cette adénopathie s'accompagnant de « modifications du sang (leucocytose légère, rareté des globules « blancs petits mononucléaires de Hayem), et de troubles « graves de l'état général. »

En résumé ce malade, *alcoolique* invétéré et fils d'alcoolique, ayant une sœur de tempérament obèse, était atteint d'anémie au deuxième degré avec augmentation des globules blancs (16.290 au lieu de 6.000), sans leucémie ni leucocythémie.

Toux fréquente, dyspnée, qui permettent de soupçonner un certain degré d'hypertrophie des ganglions du médiastin. Toutefois pas de dilatation veineuse thoracique, ni matité interscapulaire.

Le foie déborde légèrement les fausses côtes.

Rate hypertrophiée. Troubles dyspeptiques nuls : appétit développé ; alternatives de diarrhée et de constipation.

Intelligence bornée ; apathie, méfiance.

Sensibilité et réflexes normaux. Diminution de l'acuité auditive du côté droit.

Pouls fréquent : 120 à la minute. Cœur normal.

Malgré son bon appétit le malade à perdu 14 kilogrammes en six mois.

Observations XVII et XVIII.

Nous citerons ici deux observations inédites mentionnées par MM. Launois et Bensaude dans leur compte-rendu à la Société médicale des hôpitaux le 1ᵉʳ avril 1898, et dues à l'obligeance de MM. Lejars et A. Mouchet.

Observation XIX

(Jeanselme et Bufnoir, 7 mai 1898, *Presse médicale*).

Homme d'âge moyen *alcoolique* et albuminurique. Il est impossible de reconnaître au milieu des masses adipeuses, des ganglions hypertrophiés ou indurés. « Ceux de l'aine sont un « peu augmentés de volume, il est vrai, mais il en est fréquem- « ment ainsi chez nombre de sujets sains. Cette observation ne « peut donc pas servir à confirmer l'hypothèse de l'origine « lymphatique des lipomes symétriques mais elle ne l'infirme « pas non plus, car la plupart des masses adipeuses occupent « des régions ganglionnaires. »

La rate n'offre pas de volume exagéré.

« L'examen hématologique pratiqué par M. Bensaude,
« dénote une anémie du deuxième degré avec leucocytose légère
« et rareté des petits globules blancs mononucléaires. »

Pas de développement anormal du réseau veineux sous-cutané.

OBSERVATION XX

Pfestel-Mazoglu (*Presse médicale*, 1900, p. 131).

Homme d'âge moyen opéré par Nélaton. A l'examen histolo gique, on a constaté l'absence de ganglions. L'opération a été suivie de cicatrices chéloïdiennes.

OBSERVATION XXI

Pfestel-Mazoglu (*Ibidem*).

Homme opéré dix ans auparavant par Péan. Les lipomes ayant récidivé ont été opérés de nouveau par Nélaton.

L'examen histologique fait par M. Gastou a démontré l'absence de ganglions.

OBSERVATION XXII

Launois et Bensaude. *Soc. méd. des Hôp.*, 21 juin 1901.

Adénolipomatose symétrique à prédominance cervicale chez la femme.

Femme âgée de 34 ans, *alcoolique* invétérée. Père mort après avoir eu durant dix ans des douleurs articulaires.

Mère bien portante.

La malade elle-même a eu la rougeole dans son enfance et une angine à 10 ans.

Ni tuberculose, ni syphilis. Réglée à 16 ans 1/2 et mal réglée. A eu à subir des privations et des mauvais traite-ments.

Les lipomes qu'elle présente ont débuté il y a six mois. ·

Elle a conservé son embonpoint. La face est rouge, injec-tée.

Le bourrelet sous-maxillaire est occupé par un noyau dur, non douloureux.

Sur la poitrine, dilatations veineuses au niveau de toute la région sus-mammaire.

Rien au cœur, ni aux poumons. Pas de dyspnée.

Appétit conservé.

Foie légèrement augmenté de volume et douloureux.

Rate normale.

Rien du côté de la sensibilité générale ni du côté de la vue ou de l'ouïe.

Amnésie prononcée. Tendance à l'hypocondrie, aux crises de larmes ; idées de suicide.

Urines normales.

Sang : rien de particulier : pas de leucocytes appréciables.

Observation XXIII

(Launois et Bensaude : *Soc. méd. Hôp.*, 21 juin 1901).

Homme de 47 ans, porteur de tuméfactions lipomateuses à la partie moyenne et postérieure du cou.

Probablement tuberculeux.

Observation XXIV

(Launois et Bensaude : *Soc. méd. Hôp.*, 21 juin 1901).

Homme de 61 ans dont le père est mort à 54 ans d'une fluxion de poitrine (?). La mère a 86 ans. A eu une sœur morte d'un cancer de la langue. Une autre sœur et deux frères sont bien portants.

Lui-même est sujet aux bronchites. A eu deux pneumonies. Mais pas d'hémoptysies, 'pas d'amaigrissement, pas de sueurs nocturnes.

Pas de syphilis ni de blennorragie.

Alcoolique. Est porteur d'un bec de lièvre.

OBSERVATION XXV

Launois et Bensaude (*Ibidem*).

Homme de 55 ans à caractère facilemeut irritable.
Bruit de galop au cœur. Pouls irrégulier.
Urines normales.

OBSERVATION XXVI

Nous prions le lecteur de vouloir bien se reporter à notre observation au début de cette thèse.

OBSERVATION XXVII

Labbé, *Presse méd.*, 30 nov. 1901.

Femme de 18 ans, *bacillaire et fille de bacillaire*. Un frère et deux sœurs sont en bonne santé. Dans l'enfance elle a souffert plusieurs fois de blépharite qui s'est compliquée de kératite, troubles qui ont disparu. A onze ans éruption, dite eczémateuse, de la face. Bien réglée à partir de cet âge là. Toujours « forte ». Actuellement, modérément obèse. A 7 ans, tumeur indolore à la face interne du coude droit; à 8 ans adénites sous-maxillaires gauches ; puis la tuméfaction s'étendit à toute la région cervicale.

Au milieu des masses adipeuses, « on perçoit des noyaux
« durs, arrondis ou ovalaires, mobiles, du volume d'une noi-
« sette ou d'une petite noix ; ce sont les ganglions sous-men-
« taux, sous-maxillaires, parotidiens. rétro-mastoïdiens, les
« ganglions cervicaux et sus-claviers hypertrophiés et in-
« durés. »

« Aucune varice lymphatique. Cependant les ganglions
« axillaires sont un peu hypertrophiés de chaque côté. »

« Viscères normaux. »

« L'état du sang ne présente pas d'anomalie. »

OBSERVATIONS ÉTRANGÈRES

OBSERVATION XXVIII

(Bryck. *Archiv. für Klin. Chir.*, 1874).

Homme de 43 ans, *alcoolique*. Jaunisse à 37 ans, deux ans
avant le début de son affection lipomateuse. Présentait des
troubles dyspnéiques et des accès de suffocation qui ont disparu à la suite de l'ablation des tumeurs.

Examen histologique : lipome encapsulé.

OBSERVATION XXIX

(Lascarides, *th.*, Strasbourg, 1878). (Obs. viii).

Homme de 38 ans, *alcoolique*, porteur de lipomes aux régions mastoïdienne et sub-linguale.

Observation XXX

Lascarides, id. (Obs. ix)

Homme de 35 ans, porteur de varices aux jambes. Collier lipomateux avec tuméfactions de chaque côté de la colonne vertébrale au niveau des 1re et 2e vert. dorsales.

Observation XXXI

(Riedel, In *Deutsche Chir. de Kœnig. in Katzenellenbogen*).

Homme de 63 ans, présentant des lipomes au cou, à la nuque et dans les fosses sous-claviculaires.

Observation XXXII

(Madelung. *Archiv. für Klin. Chir.*, 1888).

Homme de 53 ans. Lipomes ayant débuté depuis 12 ans sur les parties latérales du cou. Succombe à une pneumonie de déglutition à la suite d'un cancer de la langue.

Observation XXXIII

¡(Madelung. *Ibidem*).

Homme de 66 ans. Lipomes ayant débuté depuis 20 ans, et formant le collier.
Tabétique.

Observation XXXIV

(Madelung. *Ibidem.*)

Homme de 59 ans. Lipomes en forme de collier, et en outre

sur les bras, le dos, les mamelles, avec dilatation veineuse thoracique.

Observation XXXV

(Hennigsen, *th.* Kiel, 1888, *in Katzenellenbogen.*)

Homme de 50 ans, *alcoolique* et *syphilitique*. Lipomes au cou, à la nuque, sur les bras. le dos, le ventre.

Observation XXXVI
(Ehrmann, *Beitrage zur Klin. Chir.*, 1888.)
Homme de 53 ans. Lipomes en collier, dans les fosses sus-claviculaires, à la face postérieure des bras.

Observation XXXVII

(Ehrmann. *Ibidem.*)

Homme de 51 ans. Lipomes à la nuque, au cou, sur les bras, les mamelles, aux épaules.

Observation XXXVIII

(Fitz Langer. *Archives de Langenbeck*, 1893.)

. Homme 36 ans. Pas d'antécédents héréditaires ni person-nels. Pannicule adipeux partout bien développé. Lipomes mul-tiples symétriques à la nuque. Collier au cou. Lipomes au niveau des vertèbres dorsales, dans le dos, sur le pubis, au niveau des mamelles. Comme suite opératoire, gangrène du lambeau cutané au pubis.

Observation XXXIX

(Fitz Langer. *Ibidem.*)

Homme de 45 ans. Rien dans les antécédents. Il y a 4 ans, deux tumeurs symétriques se développent au cou. Elles auraient disparu à un moment donné, puis ont reparu et se sont accrues rapidement. Ensuite apparurent d'autres tumeurs derrière les oreilles, au niveau des épaules et des bras.

Observation XL

(Fitz Langer. *Ibidem.*)

Homme de 46 ans. *Alcoolique.* Il y a trois ans, apparition d'une tumeur d'abord à droite avec accompagnement de douleurs violentes. Aujourd'hui, on voit 4 lipomes circonscrits disposés en croix à la nuque, et deux au bras. Couche graisseuse hypertrophique à l'hypogastre.

Observation XLI

(Fitz Langer. *Ibidem.*)

Homme de 34 ans, a eu une otite moyenne avec phlegmon parotidien. Les premiers lipomes ont apparu 3 ans après l'otite.
Alcoolique.

Observation XLII

(Fitz Langer. *Ibidem.*)

Homme de 49 ans. *Alcoolique.* Présente une sécrétion sudorale exagérée, même au repos.

Observation XLIII

(Fitz Langer. *Ibidem.*)

Femme de 55 ans présentant depuis longtemps des douleurs lombaires. Lipomes à la nuque, au niveau des épaules, des clavicules, des omoplates, des dernières côtes, de l'abdomen et de la face extérieure de la cuisse.

Observation XLIV

(Schmidt. *Soc. méd. de Munich*, in Katzenellenbogen.)

Homme de 50 ans, *alcoolique*. Sa profession l'obligeait à transporter des solives. Aussi, il invoquait le traumatisme parce que ses lipomes avaient débuté à la nuque.

Observation XLV

(Schuchardt. *Berlin Klin. Woch.*, 1897.)

Homme de 38 ans ayant eu la grippe, puis un érysipèle à la suite d'un abcès de la nuque. Lipomes à la nuque, dans la région sous-maxillaire, aux bras, aux jambes, aux fesses.

Observation XLVI

(Vaernewyck. *In* Katzenellenbogen.)

Homme de 46 ans. Pas d'antécédents. Porteur de 17 lipomes dont un à la base du sternum, un à la nuque et 2 inguinaux.

Observation XLVII

(Ehrenwal. *In* Katzenellenbogen.)

Homme de 40 ans, obèse, *alcoolique*. N'a jamais été malade. Lipomes étant survenus après un refroidissement. On met le malade à la diète. Son obésité diminue, en même temps que ses lipomes diminuent aussi de volume.

Observation XLVIII

(Stoll. *In* Katzenellenbogen.)

Homme de 51 ans, *alcoolique* porteur de lipomes que l'examen histologique montre être des lipomes lobulés.

Observation XLIX

(Stoll. *Ibidem.*)

Homme de 33 ans. Sa mère et son oncle étaient aussi porteurs de tumeurs lipomateuses ; à l'examen histologique : petits lipomes diffus.

Observation L

(Brodie. *Lect. on Path. and Surgery*, 1846.)

Homme porteur à la nuque et à la région sous-maxillaire de lipomes ayant presque disparu avec le temps.

Observation LI

(Villiam-Mac-Cormac. *St-Thoma's Hosp. Reports*, 1884.)

Homme de 42 ans, présentant des lipomes à la nuque, à la région sous-maxillaire et à la région mastoïdienne.

Observation LII

(William-Mac-Cormac. *Ibidem.*)

Homme de 44 ans, présentant des lipomes à la nuque, à la région mastoïdienne et sous maxillaire, au niveau de la 7e vert. cervicale, de la paroi abdominale et du pli du coude.

Observation LIII

(William-Mac-Cormac. *Ibidem.*)

Homme de 63 ans. Lipomes à la région mastoïdienne et à la nuque.

Observation LIV

(William-Mac-Cormac. *Ibidem.*)

Homme de 60 ans. Lipomes à la région mastoïdienne.

Observation LV

(Morrant Baker et Anthony Bowlby. *Médico-chir. Transactions*, 1886.)

Homme de 41 ans, *alcoolique*. Lipomes à la région inguinale, aux régions sous-maxillaire et mastoïdienne.

Observation LVI

(Morrant Baker et Anthony Bowlby. *Ibidem.*)

Homme de 40 ans, *alcoolique*. Lipomes de la région mastoï dienne, sous-maxillaire, de la nuque, des aines et des bras.

Observation LVII

(Morrant Backer et Anthony Bowlby. *Ibidem.*)

Homme de 51 ans, *alcoolique*, et albuminurique. Lipomes de la nuque et de la région mastoïdienne.

Observation LVIII

(Morrant Baker, etc.)

Homme de 29 ans, *alcoolique*. Lipomes des muscles pectoraux, de l'abdomen, du scrotum, des bras et avant-bras, des aines et du cou.

Observation LIX

(Morrant Baker, etc.)

Homme de 41 ans, de constitution chétive. Tumeurs du cou avec douleurs à leur niveau.

Observation LX

(Morrant Baker, etc.)

Homme de 38 ans, *alcoolique*, albuminurique et probablement bacillaire. Lipomes du cou, de la région lombaire, des aines, du scrotum, des bras et des avant-bras.

Observation LXI

(Morrant Baker, etc.)

Homme de 48 ans, *alcoolique*. Lipomes rétro-mastoïdiens et au niveau des arcades zygomatiques.

Observation LXII

(Morrant Baker, etc.)

Homme de 33 ans, *alcoolique* et bacillaire, ayant présenté des hématuries. Lipomes du cou et des aines.

Observation LXIII

(Morrant Baker, etc.)

Homme de 38 ans, *alcoolique*. Lipomes rétro-mastoïdiens et des régions abdominale, scrotale et périnéale.

Observation LXIV

(Morrant Baker, etc.)

Homme de 30 ans, *alcoolique*. Lipomes du cou et de la nuque.

Observation LXV

(Morrant Baker, etc.)

Homme de 63 ans. Lipomes ayant débuté depuis 30 ans au niveau du cou. *Alcoolique* et *syphilitique*. Succombe à un cancer de la langue.

Observation LXVI

(Morrant Baker, etc.)

Homme de 36 ans, *alcoolique*. Lipomes au niveau du cou, de la nuque et des bras.

Observation LXVII
(Morrant Baker, etc.)

Homme de 44 ans, *alcoolique.* Lipomes du cou et de la région Inguinale.

Observation LXVIII
(W. Roger Williams, Transactions of the pathological Society of London, 1890).

Homme de 40 ans. *Alcoolique.* Probablement bacillaire. Atteint d'amnésie. Lipomes du cou, des bras, avant-bras, des mains, des coudes, de l'abdomen, du dos, des aines.

Observation LXIX
(W. Roger Williams, etc. *ibidem*.)

Homme de 23 ans. *Alcoolique* et obèse. Lipomes du cou et de l'épaule droite.

Observation LXX
(W. Roger Williams (*ibidem.*)

Homme de 26 ans. Lipomes de la nuque.

Observation LXXI
(W. Roger Williams *ibidem*).

Homme de 45 ans. Lipomes de la nuque. de l'abdomen, des aines.

Observation LXXII
Rosenstirn (*Medical Record*, N.-Y., 1893, *in* Katzenellenbogen).

Nègre de 53 ans, *alcoolique* et *syphilitique*. Lipomes de la nuque, des régions mastoïdiennes, des bras, de la poitrine, de la face interne des cuisses, des jambes, au niveau de l'épine de l'omoplate, des lombes, et du pubis.

Fut soumis à des injections sous-cutanées de pilocarpine à la suite desquelles son corps tout entier était en sueur, sauf la peau recouvrant les lipomes.

Observation LXXIII

(Holgmann, *The Lancet*, 1873).

Fillette de 12 ans, présentant des lipomes cervicaux qui lui occasionnaient de la dyspnée et des troubles de déglutition, ont cédé au traitement ioduré.

Observation LXXIV

(Tikhof, *Médiz-obozrénie*, 1894, n° 18, t. XLII.)

Homme de 56 ans, *alcoolique*. Lipomes derrière les oreilles, au niveau des épaules, de l'omoplate gauche et des bras.

Observation LXXV

(Youschtchenko *Arch. russes de psych. et neur.*, 1896, t. XXVIII.)

Homme âgé de 60 ans, ayant eu les fièvres (palustres ?). Deux ans avant l'apparition de ses lipomes, ictus apoplectique ayant déterminé une hémiplégie gauche.

Observation LXXVI

(Youschtchenko *ibidem*.)

Femme de 35 ans, d'un nervosisme très prononcé. Douleurs au niveau des membres inférieurs.

CONCLUSIONS

I. — Les lipomes symétriques constituent une affection fréquente dont les observations se multiplient depuis que l'attention est attirée sur ces tumeurs.

II. — Leur symptomatologie, bien définie, presque caractéristique, ne permet guère de faire d'erreur de diagnostic.

III. — L'anatomie pathologique ne nous montre rien de particulier qui les différencie du lipome banal.

IV. — Le traitement est assez délicat à préciser. Le traitement médical, dans la plupart des cas, ne donne pas de résultats. Le traitement chirurgical est généralement facile et sans danger pour le malade ; mais il ne donne pas de résultats très satisfaisants en raison de l'extrême fréquence du développement de cicatrices vicieuses, cicatrices chéloïdiennes. Il nous semble indiqué de ne conseiller l'opération que lorsque le volume de la tumeur entraîne une gêne considérable.

V. — La pathogénie constitue l'un des points les plus intéressants de ces tumeurs. De nombreuses théories ont été invoquées pour expliquer leur développement. Il nous semble qu'aucune de ces théories ne

puisse s'appliquer à la totalité des cas. A notre avis,
on observe au niveau de la région cervicale, deux sortes de tumeurs lipomateuses bien différentes au point
de vue pathogénique :

1° Des adénolipomatoses siégeant presque exclusi-
vement au niveau de la région sous-maxillaire et dont
le développement paraît être sous la dépendance d'une
lésion ganglionnaire primitive (le plus souvent tuberculose) ;

2° Des lipomes symétriques simples siégeant surtout
au niveau de la nuque et de la région rétro-mastoïdienne, dont le développement nous paraît indépendant de toute lésion ganglionnaire. La pathogénie de
cette deuxième variété paraît très obscure. Toutefois
nous croyons devoir attirer l'attention sur la *fréquence
des antécédents alcooliques* des malades, sur les *lésions
vasculaires* consécutives, qui peut-être jouent un rôle
important dans le développement de ces tumeurs.

INDEX BIBLIOGRAPHIQUE

Backer et Bowlby. — *Medico-chirug. Transactions*. 1886.

Bouju. — *Thèse*, Paris. 1892. Lipomes multiples symétriques d'origine nerveuse.

Brodie. — *Lect. on Path. and Surgery*, 1846.

Bryk. — *Archiv. f. Klin. chirurg.*, 1874.

Bucquoy. — *Soc. méd. des Hôp.*, 17 juin 1891.

Du Castel. — *Soc. derm. et Syph.*, 1896.

Chouppe. — *Arch. Phys.*, 1873

Dalché. — *Soc. méd. des Hôp.*, 15 octobre 1897.

Darbez. — *Thèse*, Paris, 1868. Des lipomes et de la diathèse lipomateuse.

Fitz Langer. — *Arch. de Langenbeck*, décembre 1893.

Grosch. — *Deutsch zeitsch. f. chirur.*, 1887.

Hallopeau et Jeanselme. — *Soc. derm. et syph.*, févr. 1893.

Hayem. — *Soc. méd. des Hôp.*, 5 mars 1897.

Hennigsen. — *Th.* Kiel, 1888, in *th.* Katzenellenbogen.

Huguier. — *Soc. chir.*, 7 mars 1855.

Jeanselme et Bufnoir. — *Presse méd.*, 7 mai 1898.

Katzenellenbogen. — *Thèse*, Paris, 1895. Des lipomes symétriques.

Labbé. — *Presse méd.*, 30 nov. 1901.

Leclerc. — *Thèse*, Paris. 1883.

Lascarides. — *Thèse*, Strasbourg, 1878.

Launois et Bensaude. — *Soc. méd. des Hôp.*, 1er avril 1898 et *Presse méd.*, juin 1898.

Marçais. — *Th.*, Paris, 1895. Contrib. à l'étude des lipomes diffus du cou et de la nuque.

Murchison. — *Edimb. Med. Journ.*, juin 1857.

Madelung. — *Archiv. f. klin. chirurg.*, 1888.

Rosenstirn. — *Medic. Record N. Y.*, 1893; in *Th.* de Katzenellenbogen.

Schmitt. — *Soc. méd. de Munich*, d'après Katzenellenbogen,

Schuchardt. — *Berlin Klin. Woch.*, 1897.

Siredey. — *Soc. méd. des Hôp.*, 24 juin 1892.

Stoll. — *Beitrage zur Chirurgie von Bruns*, 1892. Cité par Katzenellenbogen.

Targowlaw. — *Ann. méd. psych.*, 1891.

William Mac-Cormac. — *St-Thoma's Hosp Reports*, 1884.

Pfestel-Mazoglu. — *Presse médicale*, 1900. P. 131, 2e sem.

Launois et Bensaude. — *Soc. méd. Hop.*, 21 juin 1901.

Verneuil. — *Soc. de Biologie*, 1854.

Youschtchenko. — *Archiv. russes de psych. et neurol.* 1896, t. XXVIII.

Roger Williams. — *Transactions of the pathological Society of London*, 1890.

Tikhof. — *Médiz-obozrénie*, 1894; nº 18, t. XLII.

Erhenwal. — *Th.* Wurtzbourg, 1879; in Katzenellenbogen.

Vaernewyck. — *Diss. inaug.*, Berlin, 1868; in Katzenellenbogen.

Ehrmann. — *Beitrage zur Klin. Chir.*, 1888.

Riedel. — In *Deutsche clin. de Kœnig;* in Katzenellenbogen.

Catrin. — *Soc. médicale des Hôp.*, 1892.

Dartignolles. — *Soc. méd. des Hôp.*, 10 juillet 1891.

Foucher. — *Gazette des Hôp.*, 1863; p. 485.

Boucher (de Rouen). — *France médicale* du 8 juin 1889.

Duplay et Reclus. — *Traité de chirurgie*, p. 434, Quénu.

WIRCHOW. — *Pathologie des tumeurs*. t. I.

KHRON. — *Thèse*, Paris, 1885.

BLIZARD-CURLING. — *Medico-Chir.-transactions*, vol. XXXIII.

HOLGMANN. — *In the Lancet*, 1873.

POTAIN. — *Bullet. acad.-méd.*, 17 octobre 1882.

IMPRIMERIE F. DEVERDUN, BUZANÇAIS (INDRE).